ÉCOLE PRATIQUE DE LA FACULTÉ DE MÉDECINE

DE PARIS

COURS

DE

LARYNGOSCOPIE

ET DE

LARYNGOLOGIE

Du Docteur CADIER

PARIS

IMPRIMERIE EDMOND ROUSSET & Cie

26, RUE CADET, 26

1879

ÉCOLE PRATIQUE DE LA FACULTÉ DE MÉDECINE DE PARIS

COURS

DE

LARYNGOSCOPIE

ET DE

LARYNGOLOGIE

DU DOCTEUR CADIER

Le résumé complet du Cours de Laryngologie *du Docteur Cadier est en ce moment sous preſſe et sera publié prochainement sous forme de Manuel à la Librairie* V.-ADRIEN DELAHAYE ET C , *place de l'École-de-Médecine.*

ÉCOLE PRATIQUE DE LA FACULTÉ DE MÉDECINE

DE PARIS

COURS DE LARYNGOSCOPIE ET DE LARYNGOLOGIE

Du Docteur CADIER

PARIS

IMPRIMERIE EDMOND ROUSSET & Cie

26, RUE CADET, 26

1879

DU MÊME AUTEUR

Étude sur l'angine scrofuleuse et sur la phthisie laryngée (dans la *Revue de Thérapeutique*, 1875).

Traitement de la phthisie laryngée par les applications locales de glycérine créosotée (in *Gazette des Hôpitaux*, 1878).

Observations de phthisie laryngée et d'angine scrofuleuse (dans les thèses de mes élèves et chefs de clinique : Hugues, Pelan et Fauverteix, en 1877 et 1878).

Traitement de l'angine syphilitique (*Société de médecine pratique*, 1878).

COURS

DE

LARYNGOSCOPIE

ET DE

LARYNGOLOGIE

I

HISTORIQUE ET DÉCOUVERTE DU LARYNGOSCOPE. — DIFFÉRENTS PERFECTIONNEMENTS. — DESCRIPTION DU LARYNGOSCOPE DU Dr CADIER ET RÈGLES A OBSERVER POUR L'EXAMEN DU LARYNX. — DIFFICULTÉS DE L'EXPLORATION

L'étude des maladies du larynx n'a commencé à être faite, d'une manière scientifique, qu'après la découverte d'un moyen d'éclairage assez perfectionné et assez commode pour permettre l'examen des parties les plus profondes du larynx.

De 1825 à 1857 différents modes d'éclairage du larynx furent essayés par Babington, Bennati, Warden, etc. Tous ces appareils étaient composés de deux miroirs éclairés par la lumière solaire. En 1854, Garcia eut recours au même procédé pour faire de l'auto-laryngoscopie et étudier sur lui-même les mouvements de cordes vocales pendant l'émission des différentes notes de la gamme; il ne réussit qu'à voir la partie postérieure des cordes vocales.

Tous ces appareils avaient le défaut capital d'être éclairés par la lumière solaire, dont on ne peut disposer qu'à de très-rares intervalles ; ce qui rendait impossible leur vulgarisation.

Ea 1857, Czermak, le premier, eut recours à la lumière artificielle d'une lampe, réfléchie par un premier miroir concave qui la concentrait sur le miroir laryngien placé en avant de la face postérieure du pharynx. Grâce à ce perfectionnement, il fut possible de faire des études suivies et d'examiner les malades sans attendre l'apparition d'un rayon de soleil.

Quelques années plus tard, par l'adjonction d'une lentille plan-convexe entre la lampe et le malade, Moura-Bourouillou obtint un éclairage un peu plus intense et rendit ainsi l'examen plus facile.

Tous les laryngoscopes à une lentille sont construits sur le modèle de celui de Moura et se composent d'un anneau ou d'une pince pour serrer le col de la lampe, aux deux extrémités opposées du diamètre de cet anneau, sont ajustés, d'un côté, un miroir concave et, de l'autre, une lentille convexe.

Avec tous ces laryngoscopes, la lumière est insuffisante, et il est impossible de distinguer les différences de coloration des diverses parties du larynx ; aussi, pour obvier à cet inconvénient, on a remplacé la lampe par une source de lumière plus puissante.

La lumière oxhydrique, avec l'appareil de Dubosq perfectionné par Drummond et Molteni, est la plus employée ; mais cet appareil exige une installation toute spéciale et très-dispendieuse ; de plus, il est impossible à transporter et quelque fois très difficile à régler.

La lumière électrique comporte également l'achat d'appareils très-compliqués et dispendieux ; cependant, cette question est très étudiée depuis quelques mois, et je souhaite que l'on arrive à se procurer facilement des petites bougies électriques pour remplacer la lampe de l'éclairage ordinaire ; mais je crains que ce perfectionnement ne puisse être réalisé que dans un avenir assez éloigné.

Dans le but d'obtenir un éclairage assez intense pour examiner facilement toutes les parties de l'appareil vocal et que l'on puisse adapter à toute lampe ordinaire à huile ou à essence minérale, j'ai fait construire mon laryngoscope, qui est, je crois, destiné à vulgariser les études laryngoscopiques.

Cet appareil, qui a été présenté à l'Académie de médecine dans la séance du 26 février 1878, présente non-seulement l'avantage d'un éclairage suffisant avec une source de lumière que l'on trouve partout, la lampe ordinaire, mais il est encore d'une adaption très-commode qui lui permet de s'adapter à

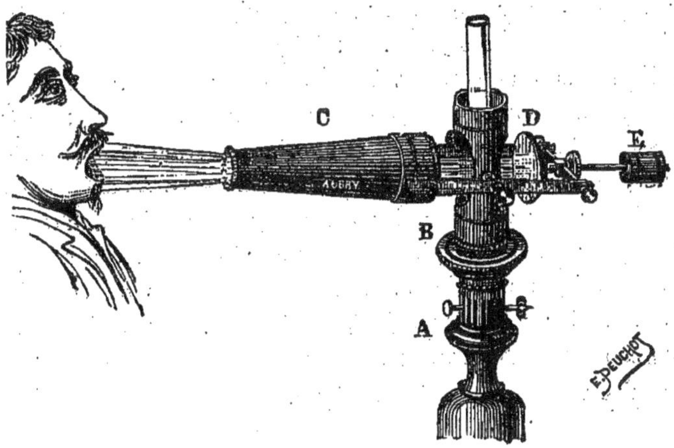

Laryngoscope du Dr CADIER.

A, Lampe à huile ordinaire. — B, Manchon portant le laryngoscope sur deux tourillons avec pas de vis pour en régler la hauteur. — C, Tube cônique de cuivre avec lentille. — D, Reflecteur. E, Contre-poids.

toutes les tables. Il jouit, de plus, d'une mobilité absolue dans le sens vertical et dans le sens horizontal, de telle sorte que le foyer lumineux va le plus aisément du monde à la recherche des points à éclairer. Avec cet instrument, le médecin se place sur le côté et en avant de la lumière directe de la lampe et n'est point gêné par elle.

La partie C D E, qui forme l'appareil éclairant, est reliée par une tige de cuivre en équilibre sur les tourillons, ce qui permet, au moyen d'une vis de pression, d'immobiliser la projection lumineuse dans la direction voulue.

Le tube conique de cuivre C renferme deux lentilles destinées à concentrer les rayons lumineux réfléchis par le réflecteur D. La lentille située auprès de la lampe est plan-convexe et sa surface plane regarde le foyer lumineux ; la lentille située à l'autre extrémité du tube est bi-convexe et d'un diamètre beaucoup plus petit que la première.

En plus de ces différents appareils d'éclairage, il faut, pour faire l'examen du larynx, placer au fond de la bouche du malade un petit miroir appelé miroir laryngien dont la forme a subi différentes transformations. Au début, on avait recours à des miroirs ronds ou ovales et à surface concave pour obtenir un éclairage meilleur du larynx et une image amplifiée ; on y a depuis longtemps renoncé, et le miroir laryngien le plus facile à manier, se compose d'un petit miroir de verre à surface plane et en forme de carré à angles arrondis ; ce miroir est fixé à un manche par l'intermédiaire d'une tige très-flexible, et il forme avec cette tige un angle de 120° ; les dimensions de ce miroir peuvent varier selon les sujets, et il est bon d'en avoir deux ou trois grandeurs différentes ; les plus petits seront plus commodes pour faire un examen rhinoscopique.

Maniement du laryngoscope.

Même avec un très-bon laryngoscope, l'examen de l'appareil vocal présente quelquefois d'assez grandes difficultés ; mais le plus souvent, cet examen est assez facile lorsque l'on procède avec méthode et que l'on suit exactement les préceptes suivants :

Diriger d'abord le centre du rayon lumineux vers la partie moyenne de la luette ; la bouche du malade, étant largement ouverte.

Pour éviter que le miroir se ternisse par la condensation des vapeurs d'eau expirées, il faut le chauffer au-dessus de la lampe qui sert à l'éclairage ; il est important de présenter toujours le miroir au-dessus de la flamme par sa face réfléchissante et de s'assurer, avec le dos de la main, qu'il n'est pas trop chauffé. On fait tirer la langue du malade et on la maintient dans cette position en tenant son extrémité avec un linge tenu de la main gauche.

Le miroir laryngien est alors tenu de la main droite, soit comme une plume à écrire, soit comme une fourchette ; j'ai recours personellement à cette seconde manière, ce qui me procure l'avantage de n'avoir pas à changer la position de ma main lorsqu'à la place du miroir je tiens un porte-caustique ou une pince à polype.

Il faut porter le miroir laryngien directement à la partie postérieure du pharynx, en ayant soin de l'appliquer sans tâtonnement à la place qu'il doit occuper pour faire l'examen. Ce temps de l'opération a une très-grande importance, et l'on ne saurait trop s'y exercer, car s'il est mal exécuté, il rend impossible l'examen du larynx ; pour faciliter cet exercice, j'ai fait construire un laryngo-fantôme en caoutchouc qui rend chaque jour de très-grands services à ma clinique pour exercer mes élèves au maniement du laryngoscope. La pression du miroir sur la paroi postérieure du pharynx doit être assez forte pour éviter au malade la sensation de chatouillement qui rendrait l'examen impossible.

Afin d'examiner successivement toutes les parties du larynx, il faut faire basculer légèrement le miroir sur son bord le plus inférieur ; plus on redresse le miroir et plus on rend facile l'examen des parties antérieures du larynx ; il faut alors l'abaisser pour l'examen des parties postérieures ; il faut, de plus, faire fonctionner l'appareil vocal pendant l'examen, afin de bien voir si quelques-uns des mouvements ne sont pas incomplets. Pour cet examen, on fait prononcer au malade la voyelle *è* ou *a*, et, si quelques parties du larynx sont vues moins parfaitement, on fera donner un son plus aigu dont l'émission nécessite l'élévation du larynx et rend par conséquent cet examen plus facile.

L'image obtenue dans le miroir est verticale ; les parties antérieures du larynx sont en haut; les côtés droit et gauche n'ont pas changé par rapport au malade. Cette image est donc redressée et non pas renversée.

Difficultés de l'exploration.

Plusieurs obstacles peuvent gêner l'examen laryngoscopique; nous allons passer en revue ceux qui se présentent le plus fréquemment, et je vous enseignerai les moyens les plus convenables pour les surmonter le plus facilement.

1° Ouverture insuffisante de la bouche. — Il est très-rare que cet obstacle tienne à une cause matérielle; il est occasionné ordinairement par un état nerveux du malade, et il suffit d'un peu de patience pour faire son éducation à ce sujet. Le moyen qui réussit le plus souvent est de faire devant lui l'examen d'un autre malade.

2° Langue en dos d'âne. — Ce relèvement de la partie postérieure de la langue est souvent difficile à vaincre; certains malades sont très-peu maîtres des mouvement de leur langue, et le plus sûr moyen, dans ces cas, est de les poser devant une glace et de les faire s'exercer à voir eux-mêmes leur pharynx sans le sécours d'une cuillère.

3° Sensibilité exagérée de la muqueuse palatine et de la luette. — Certains malades, et ce sont le plus souvent des arthritiques atteints de dyspepsie, certains malades ont une telle sensibilité réflexe de la muqueuse palatine que le moindre contact suffit pour leur donner des nausées; cette sensibilité est d'autant plus difficile à vaincre qu'elle est liée le plus souvent à un état dyspeptique du malade, état que l'on ne peut pas modifier du jour au lendemain. Dans ces cas, il faut avoir recours à une anesthésie, quelquefois générale, par le bromure de potassium, mais surtout locale en faisant sucer un morceau de glace, ou par un gargarisme au bromure de potassium et à la morphine, ou, mieux encore, au moyen d'une pulvérisation de quelque minutes avec le mélange suivant :

Pulvérisation ;

Bromure de potassium.	4 gr.
Hydrochlorate de morphine	0 » 04
Eau distillée.	40 »

La moitié pour une pulvérisation faite quelques minutes avant l'application du miroir.

Il est indispensable, dans ces cas, d'avoir une grande dextérité et de placer vivement le miroir aryngien pour faire un examen rapide des parties les plus importantes.

4° Hypertrophie de la luette. — Il est très-rare que cette hypertrophie soit un obstacle sérieux à l'examen du larynx ; lorsqu'elle est trop volumineuse, on peut chercher à la diminuer par des cautérisations ; on a même conseillé d'en pratiquer l'excision, mais c'est une opération dont on a singulièrement abusé et qu'il ne faut pratiquer que dans un but thérapeutique. Les différents relève-luette imaginés pour remédier à l'hypertrophie de cet organe sont difficiles à manier, et le moyen le plus pratique consiste à placer son miroir aussi bas que possible et à l'appuyer fortement sur la luette, que l'on comprime alors contre la paroi postérieure du pharynx.

5° Hypertrophie des amygdales. — Lorsque les amygdales sont volumineuses, il faut se servir d'un miroir très-petit ; lorsqu'elles sont assez volumineuses pour gêner l'examen, même avec un petit miroir, il faut alors avoir recours à la cautérisation pour les diminuer de volume ou en faire l'ablation avec un amygdalotome.

6° Abaissement de l'épiglotte. — L'épiglotte est la partie du larynx qui présente le plus de variations individuelles dans ses dimensions et dans sa forme : c'est la partie qui donne à chaque appareil vocal sa physionomie spéciale. Dans certains cas, l'ouverture laissée par les deux bords de l'épiglotte n'est pas assez considérable pour permettre un examen bien complet du larynx ; mais dans les cas où cet organe est très-abaissé, tout examen devient impossible par les moyens ordinaires ; il faut alors placer le miroir très-bas et le foyer lumineux très-haut et même avoir recours à un moyen artificiel pour relever l'épiglotte. Divers appareils et pinces ont été imaginés dans ce but, mais ils sont tous d'un maniement difficile, le moyen le plus simple est, le plus ordinairement. de pratiquer une ou deux cautérisations du ligament glosso-épiglottique : le tissu cicatriciel relève alors l'épiglotte en vertu de sa rétraction.

L'examen de la partie postérieure des fosses nasales se fait avec un miroir très-petit, en ayant soin de renverser le miroir après l'avoir placé en arrière de la luette. Pour faciliter cet examen, il faut faire prononcer au malade le son nasal AN ; cette émission exige, en effet, l'abaissement du voile du palais et son écartement de la paroi postérieure du pharynx. Cet espace est quelquefois très-peu considérable et devient alors un obstacle à l'application du miroir rhinoscopique.

Ces examens exigent une assez grande habitude, et je ne saurais trop recommander de ne jamais négliger les occasions qui peuvent se présenter pour s'exercer à les faire avec rapidité.

II

HISTORIQUE DES CLASSIFICATIONS. — CLASSIFICATIONS ANATOMIQUES. — CLASSIFICATION QUE J'ADOPTE : DIVISION DES ANGINES EN QUATRE CLASSES : 1. ANGINES LOCALES ; 2. ANGINES LOCALISÉES AIGUES ET CHRONIQUES ; 3. NÉVROSES ; 4 TUMEURS ; — RAISONS QUI M'ONT FAIT NE PAS ADMETTRE L'EXISTENCE DE L'ANGINE HERPÉTIQUE.

Avant d'aborder l'étude de chaque maladie du larynx en particulier, je vais faire l'historique des différentes classifications proposées jusqu'à ce jour, et vous donner les raisons qui m'ont fait adopter la classification qui nous servira de guide pour l'étude des maladies de l'appareil vocal.

L'application du laryngoscope à l'étude des maladies du larynx a permis d'en suivre l'évolution avec une facilité et une précision impossible à réaliser avant cette découverte. La laryngologie ne date d'une façon scientifique que de ce jour, et nous n'aurons donc à étudier que les classifications proposées depuis cette époque.

Les Allemands, et ceux qui en France sont les adeptes de toutes les théories qui nous viennent de ce pays, les Allemands, dis-je, ne s'attachant qu'à la lésion locale, vue avec le laryngoscope, ont basé une classification sur les différents éléments anatomiques atteints par la maladie, et sur les différents points du larynx dont les éléments anatomiques étaient lésés.

Ainsi ils reconnaissaient :

1. La laryngite glanduleuse;
2. La laryngite ulcéreuse ;
3. La laryngite œdémateuse ;
4. La laryngite hypertrophique ;
5. La laryngite nécrosique.

Dans leur article du dictionnaire encyclopédique, MM. Peter

et Krisbaber ont essayé de combler une partie des lacunes de cette classification, la description que je vais vous en tracer vous permettra de juger par vous-mêmes ses nombreuses imperfections.

CLASSIFICATION ANATOMIQUE

Cinq classes de maladies du larynx.

I. Troubles de circulation comprenant deux groupes :

a. L'hypérémie ; *b.* l'anémie.

II. Inflammations qui comprennent six groupes :

1er *Groupe.* — Laryngite simple catarrhale aiguë ou chronique et laryngite striduleuse.

2e *Groupe.* — Comprenant laryngite intense, épiglottite, périchondrite, chondrite, abcès, laryngite œdémateuse.

3e *Groupe.* — Laryngite diphthéritique.

4e *Groupe.* — Laryngite glanduleuse et laryngite hypertrophique.

5e *Groupe.* — Laryngites secondaires des fièvres éruptives.

6e *Groupe.* — Laryngites diathésiques, tuberculeuses et syphilitiques.

III. Classe. — Hypertrophie ou atrophie des cordes vocales.

IVe Classe. — Tumeurs, polypes et cancers.

Ve Classe. — Névroses.

Cette classification est encore basée surtout sur la constatation d'un symptôme local et peut ainsi faire confondre des maladies très-différentes comme marche, pronostic et traitement. Je crois utile de citer l'exemple suivant à l'appui de ce que j'avance :

La laryngite œdémateuse (qui, dans cette classification, forme une maladie nettement caractérisée) peut survenir dans trois cas très-différents.

1. Chez un individu très-bien portant par ailleurs et par une simple impression du froid.

2. Chez un phthisique et comme symptôme de phthisie laryngée du second degré.

3. Chez un syphilitique atteint d'accidents tertiaires du larynx.

Dans la classification anatomique que je viens de vous décrire, ces trois cas rentrent dans la même catégorie, vous voyez cependant, par la seule énumération que je viens de vous en faire que ces trois exemples, quoiqu'à peu près semblables au simple examen laryngoscopique sont essentiellement dissemblables et pour le pronostic et pour le traitement.

Dans son *traité des angines* paru en 1868, M. le professeur Lasègue a réagi contre ces doctrines et, avec l'esprit généralisateur qui le caractérise, a posé quelques principes généraux qui ont été suivis par notre regretté maître et ami le professeur Isambert, dans ses leçons cliniques de Lariboisière ; cet éminent praticien joignait à des connaissances très-approfondies de pathologie générale une tres-grande habitude du maniement du laryncoscope, aussi la classification qu'il professait peut-elle être offerte comme un modèle, et je ne puis qu'en conserver les divisions principales pour la classification que je vous propose et qui me sert de guide pour l'examen de mes malades.

1re CLASSE. — Angines primitives ne se rattachant à aucun état morbide général.

Se divise en deux groupes :

1er groupe, angine inflammatoire aiguë.

2e groupe angine catarrhale.
- A angine catarrhale aiguë.
- B angine catarrhale chronique.
  - des chanteurs.
    - orateurs.
    - fumeurs.
    - alcooliques.
    - cochers.
  - par poisons.
  - par vapeurs irritantes, etc.

2e CLASSE, angines secondaires ou localisées liées à un état morbide général ; deux groupes :

1er groupe, angines aiguës.
- de la rougeole.
- variole.
- scarlatine.
- fièvre typhoïde.
- diphthérie.
- fièvre herpétique.
- morve.
- du choléra, etc.

2e groupe, angines chroniques.
- syphilitique.
- scrofuleuse.
- tuberculeuse.
- arthritique.

3e CLASSE. — Troubles de l'innervation, névroses, comprenant deux groupes :

1er groupe. — Paralysies.

2e groupe. — Spasmes.

4e CLASSE. — Tumeurs comprenant également deux groupes.

1er *groupe.* — Polypes.

2e *groupe.* — Cancer ou tumeurs malignes.

Dans cette classification, nous avons conservé, comme vous pouvez le voir, la caractéristique *angine,* parce que c'est un nom général et qui ne préjuge en aucune façon la partie de l'appareil vocal atteinte par la maladie, et qui peut s'appliquer également à toutes les périodes de l'affection soit qu'elle débute par le pharynx, soit que le début ait lieu par les cordes vocales.

Ainsi que vous pouvez en juger par le tableau qui précède, j'ai divisé les angines en quatre classes, mais les deux premières classes comprennent à elles seules presque toute la pathologie de l'appareil vocal ; si j'ai admis une étude séparée pour les troisième et quatrième classes, c'est surtout à cause de la physionomie particulière des névroses et des tumeurs qui nécessitent le plus souvent une thérapeutique spéciale, même dans les cas où ces états morbides se ratachent à l'un des groupes de maladies étudiées dans les deux premières classes.

Dans le but de rendre plus facile l'étude de la pathologie laryngée et de vous permettre, par une vue d'ensemble, de mieux saisir les motifs qui m'ont guidé dans le choix de la classification que je vous propose, je vais vous énumérer les caractères principaux de chacun des groupes qui la constituent et vous faire connaître, en un mot, la caractéristique de chacun de ces groupes.

PREMIÈRE CLASSE

La 1re classe comprend les angines primitives ne se rattachant à aucun état morbide général.

Selon que l'élément glandulaire est plus ou moins atteint, nous avons divisé cette classe en deux groupes: le premier comprenant les angines inflammatoires simples et le second les angines catarrhales.

1er groupe. — Angine inflammatoire. C'est l'angine aiguë simple ; elle est ordinairement plus localisée que l'angine catarrhale ; son siége de prédilection est aux piliers ou aux amygdales ; lorsqu'elle est intense, elle prend un caractère phlegmoneux, très marqué surtout à la région péri-amygdalienne. Cette angine est occasionnée le plus souvent par l'impression directe d'une substance irritante et peut être aussi le résultat d'un brusque refroidissement.

2e groupe. — Angine catarrhale aiguë et chronique. De toutes les angines aiguës, la forme catarrhale est de beaucoup la plus fréquente ; elle est caractérisée par sa localisation toute spéciale sur le système glandulaire, très développé, comme vous le savez, dans cette région ; elle présente beaucoup plus de tendance à la généralisation que l'angine inflammatoire. Souvent cette affection ne reste pas limitée à la gorge, et l'on voit survenir le coryza et la bronchite de même nature : La réunion de ces trois symptômes constitue la grippe, maladie essentiellement catarrhale et épidémique dont l'angine catarrhale n'est que l'un des trois stades caractéristiques.

L'angine catarrhale à forme chronique ne survient généralement qu'à la suite d'une ou de plusieurs angines catarrhales aiguës ; quelquefois cependant, lorsque cette affection est occasionnée par l'action très souvent répétée d'irritations très localisées, les poussées d'état aigu peuvent passer inaperçues, de sorte que l'on voit l'angine catarrhale chronique s'établir d'emblée ; les chanteurs, les orateurs, les fumeurs, les buveurs d'alcool, les cochers présentent ces conditions toutes spéciales qui peuvent également survenir sous l'influence directe ou indirecte de certains médicaments ou poisons et permettent à l'angine catarrhale chonique de s'établir d'emblée.

Dans cette variété, en raison même de la nature catarrhale et chronique de l'affection, on voit les glandes du pharynx et même du larynx s'hypertrophier peu à peu par excès de fonction et donner ainsi naissance à un symptôme que l'on a appelé pendant longtemps *angine glanduleuse* et dont on a fait à tort une entité morbide distincte. Cet aspect glanduleux n'est pas, du reste, toujours identique, et nous verrons, à l'étude de chaque angine en particulier, que la forme des glandes varie avec la nature de la cause qui en a déterminé l'apparition et peut même, dans un assez grand nombre de cas, servir d'élément de diagnostic.

DEUXIÈME CLASSE

La deuxième classe comprend les angines secondaires ou localisées liées à un état morbide général. Nous aurons à étudier deux groupes : le premier comprenant les angines liées à un état morbide général aigu et le second les angines liées à un état morbide général chronique ou diathésique. Les angines aiguës qui constituent le premier groupe sont liées, le plus ordinairement à des affections pendant le cours desquelles, en raison de l'état fébrile du malade, il est souvent difficile de faire un examen laryngoscopique assez complet ; de plus, dans un assez grand nombre de cas, comme la variole, la scarlatine, la rougeole, la fièvre typhoïde, etc., cette angine n'est fréquemment qu'un incident sans importance au milieu de phénomènes plus graves, incident dont l'apparition ne nécessite aucune intervention thérapeutique active.

Ces différents motifs nous déterminent à faire une étude moins approfondie des angines qui constituent ce groupe nous réservant d'étudier avec beaucoup plus de détails les angines chroniques, dont l'examen laryngoscopique présente plus de facilité et qui, en raison même de cette chronicité, se présenteront beaucoup plus souvent à votre consultation pour obtenir l'amélioration et même la guérison qu'ils seront en droit d'attendre d'une thérapeutique bien dirigée.

Les angines qui constituent le second groupe sont liées à des affections générales, à marche essentiellement chronique ; *syphilis, scrofule, tuberculose, arthritisme* ; et, en raison de la tenacité et de la gravité de la plupart d'entre elles, ces variétés d'angines exigent souvent l'emploi de moyens thérapeutiques assez énergiques, et méritent, par cela même, d'occuper l'attention du médecin d'une façon toute spéciale. De plus, si dans un assez grand nombre de cas, par l'examen local et général du malade, on peut facilement arriver à poser un diagnostic certain de la nature de l'angine ; il en est d'autres au contraire où ce diagnostic présente d'assez grande difficultés. Pour nous rendre ce travail plus facile, je vais aujourd'hui vous énumérer les symptômes principaux et la caractéristique de chacune de ces variétés d'angine chronique me réservant dans nos leçons ultérieures de faire avec le plus grand détail l'étude de chacune d'elles en particulier.

1. Angine *syphilitique*, elle débute par la partie supérieure du voile du palais, de là elle s'étend sur les piliers et n'envahit que plus tard la face postérieure du pharynx ; pendant la période des accidents secondaires, les ulcérations syphilitiques

ne se montrent jamais sur les parties plus profondes que la face postérieure de l'épiglotte. A la période tertiaire les parties inférieures sont envahies et l'on voit survenir les lésions syphilitiques des cordes vocales. La marche de l'angine syphilitique se fait donc de dehors en dedans elle est *descendante*.

2. Angine *scrofuleuse*, elle débute par la face postérieure du pharinx et succède le plus souvent à un coryza chronique, elle envahit ensuite par une marche ascendante les parties supérieures du voile du palais, un peu plus tard il se fait une seconde poussée vers les parties inférieures du pharynx et le début de cette seconde poussée a lieu également à la partie supérieure de la face postérieure du pharynx, nous pouvons donc constater ici une marche divergente de l'affection avec début à la face postérieure du pharynx.

3. Angine des *tuberculeux* ou phthisie laryngée, elle débute par le larynx, et les points primitivement malades sont la commisssure postérieure (aspect velvetique) et le bord libre des cordes vocales; plus tard surviennent les lésions des éminences aryténoïdes et de l'épiglotte, mais alors les lésions pulmonaires sont déjà très-appréciables, nous pouvons donc constater ici une marche *ascendante* avec début par les parties inférieures du larynx.

4. Angine *arthritique*, dans cette affection on constate une généralisation plus marquée que dans les autres variétés que nous venons de passer en revue, le plus souvent le début se fait simultanément par les piliers, par la commissure postérieure et par la partie postérieure des cordes vocales; mais ces différentes manifestations sont superficielles et caractérisées par une coloration rouge vif d'une nuance toute spéciale.

A ces caractères différentiels nous pourrions joindre l'aspect des granulations et leur volume qui varie avec chacune de ces variétés, mais cette description exigerait de trop longs détails et trouvera une place beaucoup plus digne de son importance, lors de l'étude de chacune de ces angines.

Dans cette revue sommaire des angines secondaires chroniques, vous pouvez remarquer que je ne parle pas de l'angine *herpétique*; avant de quitter ce sujet, je tiens à vous faire remarquer que ce n'est pas un oubli involontaire de ma part, et que si je ne range dans aucun groupe l'angine herpétique, c'est que je n'y crois pas comme entité morbide et que je me suis décidé à rayer du cadre des affections laryngées, cette variété d'angine dont on a abusé depuis quelques années, sans jamais parvenir à en bien délimiter les caractères.

Jusqu'à ce jour, chez tous les malades que j'ai examinés et qui étaient soi-disant atteints d'angine herpétique, j'ai pu constater : soit une angine strumeuse soit, plus souvent, une angine arthritique ; et, lorsque l'on se donne la peine d'analyser, sans parti pris, les observations bien rédigées d'angine herpétique, on trouve constamment, chez les malades qui en sont atteints, soit des antécédents de scrofule, soit des antécédents d'arthritisme qui permettent de douter de la nature herpétique de l'angine qui fait le sujet de l'observation.

Il suffit, du reste, de réfléchir à la fréquence des affections cutanées, eczémateuses ou autres, qui se montrent, soit dans l'enfance, soit pendant l'adolescence, chez les sujets scrofuleux ou arthritiques pour voir combien il est puéril de baser un diagnostic d'herpétisme ou d'angine herpétique sur la simple constatation d'une affection dartreuse à l'une de ces deux périodes de l'existence du malade.

Le temps ne me permet pas aujourd'hui de multiplier les exemples en faveur de la thèse que je soutiens ; je vous ai développé la marche de mon argumentation. Lorsque j'aborderai ce sujet dans une conférence clinique, je vous ferai la lecture des observations qui ont motivé ma manière de voir, et vous pourrez, par vous-même, juger si mes conclusions sont bien fondées.

TROISIÈME CLASSE

La 3me classe comprend les troubles de l'innervation ; elle peut se subdiviser en deux groupes :

1er groupe, *paralysies*; 2me groupe, *spasmes*.

Les paralysies comme les spasmes peuvent tenir soit à une cause étrangère au larynx, soit à une maladie de l'appareil vocal lui-même ; à part cette observation leur classification ne présente rien à noter de particulier dans cette étude sommaire.

QUATRIÈME CLASSE

La 4me classe comprend les *tumeurs ;* un certain nombre des tumeurs du larynx sont la conséquence d'une des variétés d'angines chroniques de la seconde classe, ces tumeurs seront étudiées en même temps que les maladies qui leur ont donné naissance, il nous restera, dans un chapitre spécial et qui constituera alors notre 4me classe à étudier les polypes ne se rattachant à aucune de ces angines chroniques. Dans un autre chapitre nous ferons l'étude des tumeurs malignes ou cancéreuses qui sont bien liées à un état morbide général, mais qui à cause de leur marche et de leur thérapeutique pourront faire le sujet d'une étude à part et toute spéciale qui nous conduira à étudier la thérapeutique chirurgicale des affections du larynx.

PARIS. — IMPRIMERIE EDMOND ROUSSET ET Cie.

www.ingramcontent.com/pod-product-compliance
Lightning Source LLC
LaVergne TN
LVHW021529140926
848035LV00047B/1268